AF315472

COMPLICATIONS OCULAIRES

DE

L'INFLUENZA

*Conjonctivites. — Kératites spéciales. — Iritis. — Parésie
du muscle ciliaire. — Aggravation d'amblyopies. —
Ophthalmoplégies extrinsèques, etc., etc.*

Dᵣ H. DELACROIX (de Reims)

COMPLICATIONS OCULAIRES

DE

L'INFLUENZA

Conjonctivites. — Kératites spéciales. — Iritis. — Parésie du muscle ciliaire. — Aggravation d'amblyopies. — Ophthalmoplégies extrinsèques, etc., etc.

Dr H. DELACROIX (de Reims)

COMPLICATIONS OCULAIRES

L'INFLUENZA

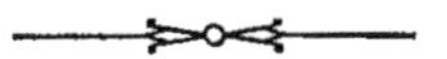

Les faits que nous allons signaler nous semblent avoir avec l'épidémie régnante des rapports si directs, que bien probablement d'autres cas semblables ou analogues seront signalés, à bref délai, par les ophthalmologistes des régions éprouvées. Cela n'a rien qui doive surprendre. L'œil et principalement certaines parties de l'œil, certaines annexes aussi de cet organe, offrent aux germes infectieux un terrain singulièrement favorable. La muqueuse des voies lacrymonasales, la conjonctive des culs-de-sac palpébraux, la cornée et son épithélium antérieur, la choroïde et l'iris passent, avec raison, pour donner aux microbes nocifs (pyogènes et autres) des facilités particulières de fixation, de colonisation et de migration. D'autre part, la nosographie de l'épidémie dont il s'agit, bien qu'elle laisse encore beaucoup de points dans l'ombre, a nettement établi que le contage joue ici un grand rôle.

Le caractère infectieux des complications (sinon le trait spécifique, encore débattu et controversé) du mal ne fait plus doute pour la majorité des cliniciens. Les polémiques de laboratoire à laboratoire peuvent durer encore longtemps et confirmer ou infirmer les travaux de Letzerich, de Bürger ; ceux plus récents d'Otto Seifert, de Jolles, Max Gilles, Netter, Ducazal, etc. : il n'en reste pas moins, dès à présent, établi que l'influenza se comporte comme une épidémie zymotique, bénigne ou grave selon le milieu, l'âge et d'autres circonstances, mais digne d'être comparée aux grandes épidémies classiques : tant elle leur ressemble par la rapidité de son invasion, par l'étendue géographique de son développement, enfin par la nature même de ses complications et par la léthalité inaccoutumée qu'elle détermine.

A Reims, l'influenza a sévi avec intensité du commencement de décembre à la fin de janvier. Nous n'avons pas les chiffres. Ils doivent se rapprocher, toute proportion gardée, des chiffres de la statistique enregistrée à Paris. Comme l'épidémie n'épargnait ni notre banlieue, ni les départements voisins ; tant qu'elle battit son plein, le nombre moyen des malades étrangers à la ville qui viennent nous consulter pour leurs yeux diminua d'un tiers. Le voyage était impossible aux malades et aux convalescents. Atteint nous-même de l'influenza, nous avons dû chômer du 1er au 15 janvier. Bref, nous n'avons eu lieu d'examiner, du 1er décembre au 31 janvier, que 165 malades nouveaux, dont 63 du 13 janvier au 1er février.

Or, parmi ces 63 malades, et en ne faisant aucune mention de ceux du mois précédent, il nous fut impossible de ne pas admettre l'influenza dans l'étiologie d'un certain nombre d'affections oculaires récentes. Nous n'avons placé dans cette catégorie que les faits qui s'imposaient à nous comme devant y entrer, et nous sommes à peu près sûr d'être resté plutôt en deçà du *quantum* réel. Celui-là, on ne le connaîtra jamais rigoureusement ; tant il est difficile déjà de cadastrer avec un peu d'exactitude l'épidémie si mal limitée qui vient de nous visiter. D'ailleurs, les oculistes ne sont ordinairement consultés que pour les complications oculaires qui durent ou qui s'aggravent. On s'adresse au médecin de la maison pour les formes bénignes : le plus souvent encore, elles guérissent sans aucun traitement.

La kératite infectieuse, et notamment la forme *serpigineuse* de cette kératite, rebelle, opiniâtre, mais sans grande tendance à la production d'hypopyons ou d'ulcères perforants : telle est l'ophthalmie que nous avons le plus souvent notée chez les convalescents d'influenza.

Un regard en arrière nous a montré qu'en 1887, pendant les 18 jours qui vont du 13 janvier au 1er février, nous avions observé une quinzaine de kératites diverses, sur 69 nouveaux malades ; soit 22 0/0 : chiffre tout à fait exceptionnel et qui semble marquer déjà des influences nosocomiales spéciales. Mais, par contre, nous voyons, du 13 janvier au 1er février 1888, sur 98 nouveaux, 10 kératites seulement, (soit environ 10 0/0), dont une compliquait un zona de la face, et deux autres étaient des récidives, greffées sur d'anciennes taies.

De même, du 13 janvier au 1er février 1889, sur 97 nouveaux, 5 kératites seulement ; (soit environ 5 0/0) : et deux de ces kératites avaient eu un léger traumatisme pour point de départ.

Et en prenant la moyenne de ces trois états de situation, nous trouvons, pour la période de 18 jours comprise entre les dates ci-dessus (en 1887, 1888 et 1889), que la kératite a été pour environ 12 0/0 dans la statistique générale des cas nouveaux offerts à notre observation.

Or, du 13 janvier au 1er février 1890, nous avons noté 15 kératites pour 63 nouveaux ; soit plus de 23 0/0 ; et si de ces 15 cas nous défalquons ceux qui nous laissent hésitants sur leur origine, il nous en reste encore 7 à rattacher à l'épidémie (11 0/0).

En d'autres termes, nous avons vu à Reims, sous l'action de l'influenza, à peu près deux fois plus de kératites que nous n'aurions dû en voir, année moyenne, à la même époque et dans le même temps ; et il nous reste à établir par de courtes observations que ces 7 cas rentrent, pour la plupart, dans la variété anatomique indiquée plus haut.

Obs. I. — Mlle J. T..., 20 ans, d'Haybes (Ardennes), après quelques jours de courbature et d'indisposition prise pour un refroidissement, est atteinte, à la fin de décembre, de kératite avec photophobie et larmoiement.

Vue le 11 janvier. C'était le premier cas. *La kératite centrale, sans vaisseaux, mal délimitée,* semble siéger dans les couches profondes de l'épithélium. Les couches superficielles de cet épithélium sont intactes en regard de l'altération sous-jacente. Ni hypopyon, ni iritis. Pas de tare héréditaire ou acquise : pas de cause occasionnelle appréciable.

Quelque ressemblance avec la *kératite à frigore* des chauffeurs et des facteurs postaux montés sur les trains.

Reçu, le 1er février, des nouvelles de cette malade, dont la guérison marche lentement et qui devra revenir.

Obs. II. — Marie G..., 19 ans, ouvrière en robes, d'Epernay, se présente le 20 janvier. — A été souffrante, en même temps que des voisins et des membres de sa famille, jusqu'aux premiers jours de janvier.

Kératite exulcéreuse superficielle de l'œil gauche. — (Je ne donne dans mes notes cette épithète *exulcéreuse* qu'aux kératites ulcéreuses superficielles, à bords déchiquetés, sans tendance à creuser et à perforer la cornée ; mais dont la cicatrisation (avec ou sans vaisseaux) exige, quoi qu'on fasse, un temps très long.)

Cette kératite est une récidive.

La première atteinte remonte à six ans.

Malade un peu strumeuse.

Obs. III. — M. H..., 39 ans, maréchal, de Cramant (Marne). — Homme fortement musclé, mais bouffi, pâle et d'aspect peu résistant (analyse d'urine négative).

Est pris d'influenza, (diagnostiquée par le médecin) à la fin de décembre, avec coryza, tournant vite à la rhynite. Se présente le 22 janvier, pour une *kératite infectieuse* de l'œil gauche. La lésion a ici un aspect très singulier et rare. Elle est constituée par une série de ponctuations blanc-grisâtre, formant autour du centre cornéen un cercle parfait, de quatre millimètres de diamètre au plus. Les petits foyers tendant à combler leurs intervalles, l'anneau est complet et correspond approximativement, comme étendue, à l'orifice pupillaire vu à un faible éclairage. Hyperhémie de l'iris. Hypopyon presque imperceptible.

Six jours plus tard, le malade revient, son état s'étant aggravé, et le traitement continue à Reims. Une ulcération superficielle bien détergée, mais à bords déchiquetés, a remplacé au centre de la cornée les lésions ci-dessus décrites. — hypopyon plus abondant. — L'hypopyon, évacué, ne se reproduit pas. L'ulcère cornéen s'arrête sous l'influence d'une antisepsie rigoureuse ; mais la cicatrisation sera lente, même si aucune précaution n'est négligée.

Obs. IV. — L'abbé G..., professeur, 23 ans, Rethel. — Après quelques jours de malaise et d'indisposition, dans un milieu influenzé, picotements dans l'œil gauche ; larmoiement et sensation de corps étranger. Coryza.

Le malade bande son œil et le mal s'aggrave.

Se présente le 24 janvier.

Kératite infectieuse filiforme qui, partie du haut du limbe, descend verticalement, sous l'aspect d'une fine strie grise, un peu dentelée sur les bords et serpentante, qui dépasse, en bas, le centre de la cornée. Pas de ramifications, pas d'arborescences ; mais réaction vive et larmoiement, comme dans toutes les kératites infectieuses des jeunes sujets (rien de ces kératites en bandelette rapidement vascularisées et sans ramollissement épithélial qui succèdent aux conjonctivites pustuleuses du limbe).

Obs. V. — M. J. P..., 50 ans, charpentier à Reims. — Violente atteinte d'influenza (diagnostiquée) au commencement du mois, avec forte diarrhée. A la fin de cette atteinte, vers le 15 janvier, l'œil gauche se prend.

(Cause prédisposante, léger larmoiement de temps à autre, à l'air libre, depuis une variole contractée dans l'enfance).

M. P... se présente le 29 janvier.

Kératite infectieuse marginale du limbe cornéen gauche, sous forme d'un court bâtonnet gris-jaunâtre, parallèle au bord cornéen et situé à un demi-millimètre en deçà de ce bord, dans les lames antérieures. Légère iritis secondaire, quelques fines synéchies postérieures toutes récentes.

Obs. VI. — Mme A. X..., 47 ans, de Pévy (Marne). — Atteinte d'influenza le dimanche 19 janvier, avec mal de gorge, céphalée et courbature. Quatre jours après, l'état général étant déjà meilleur, l'œil droit se prend.

La malade se présente le 21 janvier.

Kératite infectieuse superficielle droite. — Bandelette grisâtre, filiforme, un peu ondulée, avec des nœuds aux changements de direction. Pas de ramifications ni d'arborescences ; mais, sous tous les autres rapports, aspect des kératites linéaires serpigineuses.

La malade n'a jamais souffert des yeux et n'a jamais eu de larmoiement.

Obs. VII. — Joseph S..., 36 ans, tisseur à Reims. — En se présentant le 1er février 1890, le malade dit : « J'ai été malade de l'influenza, il y a quatre semaines, et, quatre jours après, étant couché, j'ai éprouvé dans l'œil gauche la sensation de grains de sable.

Kératite serpigineuse arborescente, non sans analogie avec l'aspect des dessins microscopiques du Mildew de la vigne. Le mal, sous-épithélial, fournit, dans la moitié nasale de la cornée, deux fines branches grises, en *V* oblique ouvert en haut-dehors, que coupent, presque à angle droit, des rameaux beaucoup plus courts. Quelques petits foyers arrondis, semblables aux nœuds des tiges de bambou, sur le trajet des opacités filiformes. Entre les ramifications et dans leur proche voisinage, quelques petits foyers arrondis, qui ne donnent naissance à aucune émanation filiforme.

Cette observation, mieux encore que les précédentes, donnait l'image de ces kératites ramifiées infectieuses, dont une excellente description et des dessins très exacts furent donnés, il y a deux ans, par notre excellent collègue le Dr Gillet de Grandmont.

Bien loin de nous la pensée qu'un micro-organisme spécifique, toujours semblable à lui-même et exclusif à l'influenza, soit l'instrument unique de ces kératites infectieuses. La plupart des bacilles et des coques pathogènes (staphylocoques, streptocoques, diplocoques, etc., etc.) peuvent infecter l'œil, de dehors en dedans ou inversement : c'est maintenant une notion élémentaire.

Sous l'influence de la dépression générale et des modifications secrétoires que l'influenza détermine, nombre d'organes, l'œil comme les autres, offrent une réceptivité plus grande aux germes infectants : cela aussi va de soi. La communication des culs-de-sac conjonctivaux, par l'intermédiaire des voies lacrymales, avec l'arrière-nez et l'arrière-gorge, aggrave encore le danger. Mais, en outre, dans ces grandes épidémies, si bénignes soient-elles, qui atteignent et retiennent à la chambre et au lit tant de malades à la fois, combien sont négligées les précautions hygiéniques les plus simples : l'aération des appartements, la purification de la literie, les soins de propreté du corps.

A supposer qu'en dehors de toute épidémie, des conditions semblables d'hygiène défectueuse puissent être, pendant quelques semaines, expérimentalement réalisées, il y aurait de grandes chances pour que le nombre des conjonctivites contagieuses et des kératites dues à une cause infectante dépassât de beaucoup le chiffre moyen, et ne restât pas fort en dessous du chiffre exceptionnel provoqué par l'influenza. Un grand pas sera fait en hygiène oculaire, lorsque, dans les familles d'ouvriers et ailleurs encore, on n'alitera plus les enfants, pendant des jours et des semaines, pour une conjonctivite ou une kératite ; et quand, sur des yeux atteints d'ophthalmie avec sécrétion contagieuse, on ne mettra plus ces mouchoirs en écharpe, ces bandeaux de soie, tous ces pansements si rapidement salis et septiques et sous lesquels, faute de lavages et d'aération, pullulent des colonies de microbes menaçants pour l'intégrité de la cornée.

Il n'en était pas moins intéressant de relever ici ce fait. *Parmi les complications oculaires de l'influenza, la kératite infectieuse, et surtout la kératite serpigineuse avec ses différentes variétés, s'est présentée à nous avec une fréquence exceptionnelle.* Peut-être que l'occasion qui nous est donnée de le signaler, attirera sur ce point l'attention de quelques collègues et provoquera, dans la même voie, des recherches nouvelles aboutissant à des conclusions plus générales.

Le traitement local des conjonctivites et des kératites infectieuses, chez les malades influenzés, ne diffère pas dans une mesure notable de la thérapeutique adoptée contre ces maladies, dans les cas isolés où le contage seul entre en scène.

Des lavages très fréquents avec les solutions banales d'acide borique ou de sublimé ; l'application périodique de compresses imbibées de la nouvelle solution de Lister (cyanure double d'hydrargyre et de zinc) ; la suppression radicale de tout appareil d'occlusion ; la prescription de continuer pendant la nuit, quoique avec un peu moins de rigueur, les soins antiseptiques donnés pendant le jour ; l'instillation de collyres myotiques (à la pilocarpine et à l'ésérine), à laquelle on substituera l'emploi très surveillé des mydriatiques, en cas d'iritis secondaire et seulement quand une atténuation du caractère infectieux des lésions locales sera bien avérée ; enfin le recours aux cautérisations directes (*azotate d'argent, galvano-cautère, etc., etc.*) : tels sont les moyens auxquels nous avons eu recours et qui, dans les cas les moins compliqués, nous ont donné les meilleurs résultats.

La paracentèse de la chambre antérieure (hypopyon), le débridement du canthus palpébral externe (blépharo-phymosis ou blépharospasme), n'ont été que rarement nécessaires. Des lavages quotidiens et répétés des fosses nasales avec une solution antiseptique non irritante (solution très étendue de phénate de soude, etc., etc.) sont d'une nécessité suffisamment prouvée par la fréquence des rhynites.

Quant au traitement général, il varie, cela va de soi, selon tant de circonstances qu'il n'y a pas lieu d'y insister ici. Sous ce rapport, du reste, à l'époque tardive où les malades s'adressent aux oculistes, le nécessaire est souvent déjà fait et le régime diéthétique est déjà fixé.

Même dans les faits ci-dessus relatés, le mécanisme de l'infection d'où procèdent les lésions cornéennes n'est pas clairement établi. Deux points nous ont surtout frappé, pendant l'examen minutieux (*avec éclairage oblique et grossissement à la loupe*) des cornées malades. Dans la première période, qui souvent se prolonge, l'épithélium superficiel reste parfois intact. Les ponctuations, les traînées grises, ramifiées ou non, appartiennent alors aux couches épithéliales profondes ou au tissu cornéen propre. Dans plusieurs cas, l'aspect lisse et uni de la cornée reste longtemps inaltéré partout, et même au niveau des lésions sous-jacentes. Il semblerait qu'ici l'infection n'ait pas exigé, pour mordre dans la cornée, la moindre éraillure, la moindre solution de continuité du revêtement épithélial de cette membrane.

Une autre particularité s'est présentée assez fréquemment.

La traînée grise, simple, bifide ou rameuse, naissait d'un point voisin du limbe conjonctival (le plus souvent en haut); tout comme il arrive, lorsqu'au voisinage des anses vasculaires terminales du réseau conjonctival, apparaissent dans la cornée des ponctuations grises, bientôt croissantes en direction centripète, qui grandissent, se rejoignent, et forment des foyers plus ou moins étendus, mais très longtemps interstitiels et sous-épithéliaux. Le rôle que les vaisseaux péri-cornéens ou, pour mieux dire, le rôle que la circulation péri-cornéenne joue dans la genèse de certaines kératites n'est donc pas une hypothèse. Le sang infectieux peut-il, exclusivement par cette voie, (la conjonctive restant intacte), infecter la cornée ? Cela, du moins, a pour soi toutes les vraisemblances ; quand bien même ce devrait être une éventualité rare, un processus exceptionnel.

Or, d'après Klebs, — si des relations encore très récentes sont confirmées,—le sang des *influenzés* contiendrait presque constamment et en abondance une monade flagellée analogue à celle qu'on a signalée dans des cas d'anémie pernicieuse. Un tel sang, avec ses globules altérés *intus* et *extra*, mais qui ne dépasse pas les vaisseaux du limbe, peut-il contaminer la cornée : peut-il l'infecter par ses échanges de sérosité avec le réseau circulatoire intra-cornéen? La question se pose ici et non sans intérêt. Elle est de celles que l'observation et l'expérience seraient, à bref délai, en état de résoudre.

Les ophthalmies externes fourniront, sans doute, la majeure partie des complications oculaires de l'influenza : mais celles-ci se présenteront quelquefois aussi avec un autre siège et d'autres caractères. L'iritis, l'irido-choroïdite par influenza devront probablement être admises dans les cadres de la nosologie oculaire.

Voici à l'appui de ce dire une courte observation qui nous paraît digne d'être mentionnée.

— 14 —

Obs. I. — *Influenza. Légère poussée d'iritis, simultanément aux deux yeux.* — Le 13 janvier 1890, Madame R...,
48 ans, sans profession, à Epernay, se présente à nous pour
une détermination optométrique. Elle a, aux deux yeux, une
M de 0,5 (faible degré de myopie). Son acuité visuelle est intacte : V=I. L'aspect extérieur des yeux est normal. Rien aux
annexes. Tout en causant, cette dame me raconte que, moins
d'un mois auparavant, elle a été, comme beaucoup d'autres
autour d'elle, atteinte brusquement d'influenza, avec céphalée, courbature, maux de reins un peu plus tard ; mais, dès
les premiers jours, de cuissons aux yeux, rougeur, troubles
visuels et larmoiement. En très peu de temps et sans grand
traitement, ces phénomènes s'amendèrent. Tout rentra dans
l'ordre, sauf qu'une asthénopie accommodative dont elle
était déjà un peu incommodée devint, dès lors, plus gênante.

L'examen dans la chambre noire nous donna vite l'expli-
cation de ce qui s'était passé, en décembre, dans les yeux de
cette dame. Le fond des yeux était intact ; mais, en y regar-
dant de très près (loupe et éclairage oblique), on apercevait,
des deux côtés, dans le champ pupillaire, un pointillé extrê-
mement fin, un imperceptible dépôt manifestement récent au
centre des cristalloïdes, et de plus, en regard des marges
pupillaires, quelques-unes de ces très petites traces de pigment si
caractéristiques que laissent, après leur rupture, les plus fines
synéchies postérieures, lorsqu'elles ont peu duré. A l'œil
gauche, deux fines synéchies.

Ainsi, Madame R... avait eu, *simultanément aux deux
yeux*, au cours de l'influenza, *une légère atteinte d'iritis
presque aussitôt dissipée ;* mais dont les vestiges permettaient
encore un diagnostic rétrospectif irréfutable. Cette dame,
jusqu'alors, n'avait jamais souffert des yeux. Son âge et
quelques douleurs rhumatoïdes sans importance sont les seuls
éléments de prédisposition qu'on puisse relever chez elle.

Un autre ordre de manifestations oculaires de l'influenza,
sur lequel nous n'insisterons pas, nous a été fourni par deux
amblyopes intoxiqués (alcool et tabac) dont l'amblyopie
préexistante a subi brusquement, sous l'influence d'une atteinte
de l'épidémie, une *aggravation* très notable.

Enfin des ophthalmoplégies récentes nous ont semblé dépendre étiologiquement de la même origine ; mais nous ne les signalons que pour mémoire, les cas dont il s'agit n'étant pas, à notre gré, assez démonstratifs pour nous donner le droit d'y insister.

Deux cas de *parésie du muscle ciliaire* survenue sous l'action de l'influenza, (cas analogues à ceux qu'on observe dans la convalescence de la diphtérie), se sont offerts à nous depuis que cette notice est écrite.

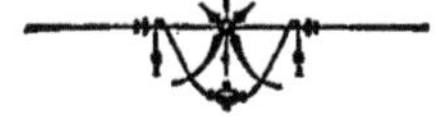

Reims. — Imprimerie MATOT-BRAINE, Éditeur de l'*Annuaire des 50,000 Adresses de Reims, de la Marne, de l'Aisne et des Ardennes*, rue du Cadran-Saint-Pierre, 6. — *Usine à Vapeur*. — TÉLÉPHONE.

www.ingramcontent.com/pod-product-compliance
Ingram Content Group UK Ltd.
Pitfield, Milton Keynes, MK11 3LW, UK
UKHW021724130726
13696UKWH00006B/2519